LA

MÉDECINE

DU PAUVRE ET DU RICHE

PROBLÈME

RÉSOLU PAR LE

TRIPLE-ÉLECTRO-GALVANIQUE

NOUVEAU SYSTÈME CURATIF

Réunissant tous les avantages de la vieille Médecine, de l'Homéopathie, du Magnétisme et de l'Hydrothérapie, sans présenter aucun de leurs inconvénients,

PAR

EMMANUEL REBOLD

Inventeur du *Triple-Électro-Galvanique*, membre de plusieurs Sociétés scientifiques et philantropiques.

A PARIS

CHEZ L'AUTEUR, RUE D'ORLÉANS-St-HONORÉ, 17,

ET CHEZ LES PRINCIPAUX LIBRAIRES.

1853

Décret du Président de la République du 23 février 1852.

ART. 1er. — Un prix de 50,000 francs est institué en faveur de la découverte qui rendra la *Pile de Volta* applicable avec économie, soit à l'industrie, soit à l'éclairage, soit à la chimie, soit à la mécanique, soit à la *médecine* pratique.

ART. 3. — Le concours demeure ouvert pendant 5 ans.

Le Triple-Électro-Galvanique, pour lequel un brevet d'invention est demandé, doit concourir pour le prix offert dans le décret précité.

Les personnes qui, dans l'intérêt de l'humanité, voudront mettre ce nouveau système curatif en pratique, soit en France, soit à l'Étranger, trouveront l'inventeur toujours disposé à entrer en négociation à ce sujet.

LA

MÉDECINE

DU PAUVRE ET DU RICHE.

Observations préliminaires.

Les découvertes amenées par le temps et le progrès des sciences, ont modifié les anciennes méthodes curatives. Elles ont donné naissance au magnétisme, au galvanisme, à l'homéopathie et à l'hydrothérapie. Toutes ces méthodes sont encore en partie répudiées par les corps savants, et restent, par cela même, un sujet de défiance pour beaucoup de monde.

Après avoir examiné toutes ces méthodes, j'ai trouvé que le galvanisme réunissait seul les vertus nécessaires pour agir d'une manière certaine et prompte sur les affections innombrables du corps humain.

Cette conclusion est basée sur une suite d'observations desquelles il résulte, 1° que le corps de l'homme se trouve plongé dans l'atmosphère comme le poisson dans l'eau, et qu'il pompe l'électricité atmosphérique par tous les pores (1) de sa surface, qui

---

(1) Le corps humain est supposé contenir, sur les 5 mètres carrés qui forment sa surface, 2 milliards 16 millions de pores.

Le mouvement d'inspiration des poumons s'exécute 20 fois par minute, 1200 fois par heure, 28,800 fois par jour.

Dans chaque inspiration, le poumon reçoit 110 centimètres cubes d'air, ce qui

sont autant de points de communication entre elle et celle du corps humain, ensuite que toutes les maladies, presque sans exception, ont le plus grand rapport avec l'état électrique de l'air. Lorsque l'électricité atmosphérique est forte, certains malades se trouvent mieux, d'autres plus mal ; lorsqu'elle est faible, ou presque nulle, quelques espèces de maladies sont plus bénignes, d'autres le sont moins; dans le premier cas les maladies qui dépendent de la moindre quantité de fluide électrique sont dans l'état le plus désirable, et celles qui résultent de la trop grande abondance de fluide électrique empirent et le malade souffre beaucoup. Cette influence de l'électricité atmosphérique sur le corps humain est une vérité incontestable ; mais celle qu'exerce sur lui l'électricité terrestre n'est pas moins grande. Elle se manifeste de bien des manières, selon les positions et les rapports dans lesquels il se trouve placé à l'égard de la terre. Le globe terrestre n'est pas seulement le grand réservoir de l'électricité, il est en même temps un aimant, qui, par suite de sa rotation, accumule aux extrémités de son axe, au pôle nord qui est *négatif,* l'électricité positive, et au pôle sud, qui est *positif,* l'électricité négative ; c'est cette concentration aux deux pôles qui produit les phénomènes, dont le plus connu est celui de l'aiguille de la boussole.

Or, d'après ce qui vient d'être dit, à savoir, que les fluides ou courants électriques de nature contraire s'attirent, et que ceux de nature semblable se repoussent, on comprendra plus facilement l'influence que doit exercer l'électricité terrestre sur le corps de l'homme, surtout lorsqu'on le considère également comme un aimant qui développe par lui-même une quantité prodigieuse d'électricité.

---

fait 22 mètres cubes par minute, 1320^{m} cubes par heure et 31,680^{m} cubes par jour.

La capacité représentée par les cavités de toutes les vésicules pulmonaires est, d'après le docteur Jurin, de 6 mètres au moins; et suivant le célèbre Hales, la surface interne de ce viscère surpasse 19 fois celle de la peau de tout le corps et conséquemment, égale 95 mètres carrés, qui contiennent 615 milliards 600 millions de pores.

La force qui produit le mouvement du sang dont la masse totale est d'environ 12 à 15 kilos est évaluée d'après Borelli à 67,500 kilos ; il parcourt 25 mètres dans une minute, et il en passe par jour au moins 250 kilos par le cœur, et produit ainsi 4,200 pulsations par heure, 100,800 par jour.

En effet, le corps de l'homme est un aimant, mais un aimant qui a cela de caractéristique qu'il est double et de pôles différents, c'est-à-dire que son côté droit ayant à ses extrémités la main et le pied, qui sont ses pôles nord et sud, et du côté opposé des pôles contraires, les forces électriques étant ainsi égales, elles se neutralisent réciproquement, semblables à deux aimants de forces égales qui n'exercent aucune action l'un sur l'autre.

Pour peu qu'on réfléchisse maintenant sur ces divers phénomènes, on s'explique le rôle immense que doit jouer cette électricité terrestre dans l'économie du corps humain, tout en nous dévoilant la cause d'une masse de faits et de singularités qui se manifestent dans nos rapports journaliers.

Dans presque toutes les maladies on reconnait un excès ou un manque de fluide électrique, que ce résultat soit la conséquence de la constitution ou du tempérament individuel, soit qu'il ait été amené par une influence atmosphérique ou par un de ces mille accidents auxquels est exposé le corps humain, il est évident que c'est aussi par ce même fluide que l'équilibre ou la santé peut être rétabli; il faut pour cela combiner l'action des deux courants ou deux fluides, dont se compose l'électricité, ne la faire agir qu'isolément s'il s'agit d'absorber sa trop grande abondance, et l'introduire en plus là où elle manque; c'est-à-dire qu'il faut donner aux malades possédant un excès d'électricité positive, comme cela est le cas dans toutes les maladies inflammatoires et fébriles, de l'électricité négative, et là où le fluide positif manque ou ne se trouve pas en quantité suffisante, comme dans les paralysies, les rhumatismes, les maladies de la peau, etc., etc., il faut au contraire l'introduire, et par conséquent électriser positivement: c'est ainsi que l'équilibre des deux genres d'électricité se rétablit peu à peu, quelquefois même instantanément.

De nombreuses expériences faites à ce sujet m'ayant confirmé cette théorie, j'ai dû chercher les moyens de vaincre l'obstacle qui, si longtemps, a nui à l'emploi rationnel de l'électricité en thérapeutique; car jusqu'ici elle n'avait pu être administrée que par des commotions plus ou moins fortes et par des courants interrompus; enfin, je suis parvenu à perfectionner ce système curatif, d'abord en réglant sa force à tous les degrés, et puis par l'établissement d'appareils, dont les uns permettent de donner des courants constants et non interrompus, avec la facilité d'administrer l'un ou l'autre des deux courants électriques; et les autres de pouvoir donner des commotions plus ou moins fortes, surtout régulières, de une à dix par seconde. J'ai imaginé de plus un mode spécial d'application, qui permet d'actionner les parties les plus délicates du corps humain, telles que le cerveau, les yeux, les oreilles, la langue, etc., ainsi j'ai établi pour les affections de ces organes, comme pour d'autres espèces de maladies, les ulcères, dartres, etc.; de nombreux instruments d'induction, de formes et métaux différents. A tous ces avantages se joint celui de pouvoir administrer l'électricité dans des bains de toute espèce.

En réunissant ensuite à l'électricité galvanique deux autres agents identiques et tout aussi puissants, ayant chacun quelques propriétés distinctes, je veux parler des électricités animale et végétale, je suis parvenu à élargir le cercle de cette science.

Par la combinaison de ces trois agents, je crois avoir trouvé le meilleur et le plus sûr spécifique contre le plus grand nombre des maux dont l'espèce humaine est affligée.

Les cures opérées par ces trois forces vitales prouvent incontestablement ce que j'avance.

Avant de faire connaître comment ces trois agents se trouvent renfermés et développés dans un appareil que j'ai appelé **Triple-Électro-Galvanique**, et d'indiquer son action et ses effets dans un grand nombre de maladies, je dirai quelques mots sur l'électricité en général, afin que le lecteur auquel ces questions ne sont pas familières, puisse s'en rendre compte.

Je dois déclarer tout d'abord que l'étude du *magnétisme* (1), de

---

(1) Il ne faut pas confondre cette science avec le somnambulisme qui n'ést qu'un des phénomènes produit par le premier.

Depuis qu'on a reconnu et que les plus incrédules ont pu se convaincre que le *fluide*, appelé *Magnétique*, opère même sur des corps inertes lorsqu'il est saturé de telle ou telle volonté, faisant tourner des tables, des chapeaux, etc; depuis cette découverte, dis-je, chacun parle magnétisme comme on parle du vent, sans savoir d'où il vient, où il va. Cette science admirable est aujourd'hui plus que jamais un sujet d'amusement, et la plupart des hommes sont incapables d'examiner avec récette science tant calomniée, m'a conduit à reconnaître que ce qu'on appelle *fluide magnétique* n'est autre chose que de l'électricité produite par notre cerveau, lequel étant composé de deux substances différentes et baignées par un liquide, fonctionne pour ainsi dire comme une *pile voltaïque* et développe, ainsi qu'on l'a fait observer, une quantité prodigieuse d'électricité qui se répand par les nerfs et les muscles dans les différentes parties du corps ; les nerfs conduisent le fluide appelé en physique *positif*, et les muscles celui appelé fluide *négatif*. Cette électricité, comme cela se comprendra facilement, si l'on considère les éléments qui la produisent, diffère par ses propriétés de l'électricité élémentaire, sur laquelle je vais donner quelques éclaircissements.

Il est reconnu que l'électricité, nommée par les anciens *feu régénérateur, feu principe*, et par les physiciens modernes *agent mystérieux, etc.*, est répandue dans tout l'univers ; aussi ce fluide est-il *le principe de la vie dans l'homme, dans les animaux et dans les végétaux*, mais plus ou moins modifié par eux comme par tous les milieux qu'il traverse. Il est surtout profondément modifié par l'organisme particulier du corps humain ; il y est, pour ainsi dire, spiritualisé par le cerveau, réservoir qui le reçoit, le décompose et le recompose, et en produit lui-même une grande quantité.

C'est cette électricité que les physiologistes appellent *électricité physiologique* ou *vitale*. Chaque corps vivant engendre une certaine dose de ce fluide qui lui est propre et qui a des qualités empruntées aux éléments qui l'ont engendré : il diffère donc également en ceci de l'*électricité générale* ou *élémentaire*.

Ce fluide de feu, de nature matérielle et lumineuse, est, comme tous les fluides impondérables, invisible à nos yeux. C'est une

---

flexion les phénomènes de notre vie instinctive et de pénétrer dans ses régions. Elle n'est même qu'un jouet pour beaucoup de ceux qui se disent ou se croient magnétiseurs. On peut la comparer à un livre écrit en langue étrangère, et contenant les secrets d'un ordre de choses qui n'a plus, ou très peu, de rapport avec celui dans lequel nous vivons; elle est en quelque sorte une révélation divine, dont le Christ nous a également donné la clef.

Parmi les hommes de notre temps et de notre pays qui se sont occupés du magnétisme avec le plus de succès, en digne apôtre de Mesmer, je me fais un plaisir de citer M. le baron du Potet, dont je m'honore d'être un des élèves.

substance que j'appellerai substance mixte, (elle tient le milieu entre les substances matérielles et les substances spirituelles) dont la nature nous échappe, et dont nous n'entrevoyons l'existence que par ses effets, substance qui vivifie les corps organisés et exerce son activité quand elle se trouve placée dans un milieu organique, d'où elle peut prendre l'essor, mais qui, hors de là, reste, en apparence du moins, dans l'inaction.

Cette substance est susceptible de recevoir, de propager et de communiquer toutes les impressions du mouvement ; plus subtile que la lumière, elle rayonne en tous sens. Les deux courants ou parties dont elle se compose diffèrent singulièrement l'un de l'autre. Celui qu'on appelle fluide *négatif* (principe reconstituant), se manifeste, lors de son développement dans l'obscurité, comme un point lumineux : sa couleur est bleue ; il apporte dans le corps humain une sensation de fraîcheur ; l'autre, appelé fluide *positif* (principe dissolvant), nous fait voir une belle aigrette lumineuse, de couleur rougeâtre qui produit au contraire une sensation de chaleur.

Ce qui distingue en outre l'électricité du corps humain de l'électricité élémentaire ou galvanique, c'est qu'il n'existe pas pour la première de corps isolants et qu'elle les traverse sans exception, tandis que la seconde, bien qu'elle traverse l'espace avec la rapidité de 110 mille lieues par seconde, est cependant arrêtée aussitôt qu'elle rencontre un corps non métallique.

Ce fluide électrique produit, outre les phénomènes que je viens de signaler, des effets chimiques, calorifiques, lumineux et physiologiques.

Pour mieux comprendre ces phénomènes, il importe de savoir que l'électricité est un corps double, c'est-à-dire le résultat de la combinaison de deux autres fluides ; lorsque par accidents ou par certaines opérations ces fluides se séparent l'un de l'autre, il surgit une série de phénomènes dont le principal est, sous les rapports physiques, la tendance des deux fluides à toujours se recomposer, bien qu'en se séparant ils prennent des directions diamétralement opposées. C'est par leur conctact que nous voyons se produire les phénomènes déjà signalés ; c'est ce contact qui allume l'alcool, la poudre à canon, qui fond les métaux, etc. La propriété de l'attraction et de la répulsion (1) est également un effet de leur contact.

Ces deux fluides ont encore cela de caractéristique, qu'ils ont aussi chacun des propriétés différentes; car le fluide *négatif* produit par la décomposition des métaux, soit dans la pile de Volta, soit dans la pile à auge, soit dans une des piles à charbon perfectionnées, a des propriétés médicales supérieures à celles du fluide *positif*, et cela est plus particulièrement le cas de l'électricité produite par le corps humain; car l'un des deux fluides mis en mouvement et dirigé sur un autre corps est plus salutaire et plus calmant que l'autre; mais dans l'état de la science, ces propriétés ne peuvent encore être définies. Il est toutefois probable que les deux fluides dont se compose l'électricité, font partie de la matière élémentaire que le Créateur employa pour la formation de tous les êtres, matière en mouvement qui constitue la fluidité, comme le repos de la matière fait la solidité; il est également probable que cette électricité participe aussi des propriétés des deux grands courants de l'univers, c'est-à-dire des deux directions de mouvement, l'un contenant le principe de la combinaison et l'autre opérant la dissolution (2).

---

(1) Les propriétés attractives et répulsives de l'aimant ne sont dues qu'à l'électricité développée et accumulée aux deux extrémités de l'acier par les procédés de l'aimantation. L'acier, en raison de la position particulière de ses molécules, permet aux deux fluides électriques, une fois mis en mouvement, d'y circuler pour se porter aux extrémités et s'y maintenir dans l'état de séparation.

(2) L'espèce d'analyse que je donne du fluide électrique se trouve déjà dans les rapports que j'ai faits et adressés en décembre 1852 à la Société Philautro-Magnétique de Paris, dont je fais partie.

Je tiens à bien établir ce fait, parce qu'au moment où cet écrit se trouve sous presse, il vient de paraître un ouvrage, intitulé : *Lettres Odiques*, traduit de l'allemand, et ayant pour auteur le chevalier de Reichenbach.

Dans ces lettres du plus haut intérêt, qui ouvrent un champ immense aux sciences occultes, le savant auteur nous donne connaissance d'un grand nombre de phénomènes inconnus jusqu'ici, parmi lesquels se trouvent quelques-uns dont l'analyse dans mondit rapport fait mention.

M. de Reichenbach attribue ces phénomènes à une force vitale qui jaillit dans toute la nature et qu'il appelle *Od*.

Je me permettrai, en toute modestie, et pénétré de ma grande infériorité scientifique comparée à celle de M. Reichenbach, de faire à la fin de cette brochure quelques courtes observations à ce sujet, ne me trouvant pas partager l'opinion émise par lui. Je crois que les phénomènes dont il nous entretient, peuvent être et

Après avoir reconnu que les guérisons et les modifications obtenues dans le traitement des maladies par la magnétisation étaient dues aux propriétés particulières de l'électricité animale, que cette autre électricité galvanique produite par la décomposition de certains métaux opérait également des guérisons, même lorsque tout autre moyen avait été épuisé sans résultat ; je me suis convaincu, après de nombreux essais, que les médicaments administrés par la vieille médecine, *l'allopathie*, dans beaucoup de maladies, du moins, ne devaient en grande partie leurs effets qu'à la plus ou moins grande dose d'électricité que la nature des substances et la quantité d'eau dont ils se composaient, pouvaient avoir *déplacée* ou absorbée dans le corps malade, selon que celui-ci s'en trouvait plus ou moins saturé.

Cela paraîtra moins extraordinaire, à ceux qui savent que les succès obtenus par l'allopathie dans les maladies inflammatoires ne sont dus qu'à la méthode antiphlogistique, qui consiste à prescrire des bains, des lotions, l'application de linges mouillés, des breuvages principalement acqueux ; or tous ces moyens sont d'excellents conducteurs de l'électricité, ils reçoivent, transmettent et dissipent facilement l'excès de fluide électrique qui régnait dans le corps atteint de maladies inflammatoires.

Il en est encore de même des maladies spasmodiques, dans lesquelles les succès obtenus par l'ancienne médecine ne doivent également être attribués qu'aux boissons qu'elle prescrit et qui, passant dans le corps, divisent la quantité de feu électrique qui règne à l'intérieur et conséquemment le diminuent. Les bains, par la même raison, produisent d'excellents effets, d'autant plus que ce sont des conducteurs appliqués, pendant un certain temps, sur tous les points de la surface du corps.

Je suis loin de prétendre qu'il n'y a pas de remède qui ait une action directe dans telle ou telle maladie, toutefois la confusion et le vague qui règnent dans la matière médicale est si grande, que l'on ne sait comment expliquer la manière d'agir de certains remèdes.

---

sont en grande partie expliqués par les propriétés éminentes de l'électricité, dans ces trois modifications que j'indique, et qu'il n'est donc pas nécessaire de créer, pour les expliquer, un dynamique nouveau.

Quant à l'*homéopathie*, système opposé à l'*allopathie*, il n'en est pas autrement. Elle administre ses médicaments par doses infinitésimales et prétend ainsi ne faire passer dans le corps que la quintessence de la substance, c'est-à-dire son esprit vital; mais les adeptes de cette nouvelle médecine n'ont eux-mêmes qu'une idée fort confuse de leur science, ne connaissant pas, pour la plupart, l'agent puissant qui opère les guérisons qu'ils obtiennent; c'est bien à l'esprit vital de la substance qu'ils les doivent, c'est-à-dire à l'un ou l'autre des deux principes (dissolvant ou reconstitutif) de l'électricité, développés par le contact avec le corps. C'est aussi par suite de cette ignorance qu'ils divisent, outre mesure, l'atôme électrique de la substance, et, par cela même, n'obtiennent souvent aucun résultat.

De cet exposé, il résulte que tous ces systèmes curatifs reposent directement ou indirectement sur le même moteur, le même agent, c'est-à-dire sur l'électricité plus ou moins modifiée par les corps qui l'ont engendrée, ou dans lesquels elle a séjourné; et il s'ensuit que l'*allopathie* comme l'*homéopathie* ont pour agent principal l'électricité végétale; *le galvanisme*, l'électricité minérale, et *le magnétisme*, l'électricité animale; or, j'ai pensé que par la réunion de ces trois agents, j'obtiendrais le moyen le plus énergique de guérir, reconnaissant que, comme le principe est le même, leur réunion ne peut annihiler leurs propriétés et leurs vertus et que, par conséquent, leur action combinée doit être infiniment plus prompte et plus puissante que si elle était isolée.

Le **Triple-Électro-Galvanique** est la réalisation de cette idée; il renferme, produit et développe les trois électricités, c'est-à-dire l'*Électricité animale* qui s'y trouve accumulée par des procédés particuliers, l'*Électricité végétale* (1) qui peut y être développée par un grand nombre de substances des plus salutaires

(1) En qualifiant d'électricité végétale l'action qu'opèrent les substances médicamenteuses sur le corps humain, je ne pensais pas que cette qualification, toute nouvelle et hasardée, serait reconnue sitôt juste; car c'est ce qui résulte en effet des expériences faites par M. Rutter de Black Bock, à Brighton (Voyez *Journal du Magnétisme*, n° 139, rapport du docteur Quin, fait à la Société Homéopathique de Londres, pages 57).

La science n'admet en principe que l'électricité vitrée et l'électricité résineuse. L'électricité animale ou le magnétisme, répudié par les savants pendant plus d'un demi-siècle, a obtenu depuis peu par eux, bien qu'avec beaucoup de réserve, le droit d'existence: combien de temps faudra-t-il pour que l'électricité végétale obtienne la même faveur?

et des plus énergiques dont disposent l'allopathie et l'homéopathie, nouveau dynamique, qui surprendra moins, si l'on considère que la chimie est une source intarissable d'électricité qui jaillit soudain au moindre contact des substances, et ne tarit que lorsque le jeu des affinités cesse, et enfin l'*Électricité minérale* ou *galvanique* produite par une nouvelle pile dont la force des deux courants peut se graduer à volonté, s'administrer soit conjointement, soit isolément, et se réunir, si le cas l'exige, à l'une ou l'autre des électricités en question.

Par une méthode spéciale d'application, l'électricité végétale ou le principe vital des substances médicamenteuses que renferment mes appareils, peut être porté instantanément sur l'organe ou la partie malade du corps qu'on veut actionner.

Les avantages que le monde médical et par suite l'humanité souffrante retireront de ce nouveau système curatif, sont immenses.

L'efficacité médicale de l'*Électricité minérale* ou *galvanique* est reconnue par les médecins les plus distingués de l'Europe, et l'expérimentation a constaté sa propriété de remplir exactement les fonctions du système nerveux, c'est-à-dire d'exciter la puissance musculaire, de former par son action sur le sang artériel les divers fluides sécrétés, et de provoquer dans le système sanguin une émanation de calorique destinée à maintenir la température nécessaire à la vitalité animale.

Mais ces propriétés stimulantes, dérivatives, résolutives, désobstructives, accordées au fluide électrique minéral qui est aussi l'excitant naturel des forces vitales, des systèmes nerveux, musculaire, artériel et vasculaire, ne sont pas, pour cela, des propriétés appartenant indistinctement à toute électricité, et ne peuvent pas être attribués à celle fournie par des appareils appelés **Électro-Médical** et **Magnéto-Électrique**, et employés aujourd'hui en thérapeutique (1).

---

(1) C'est aussi ce qui explique pourquoi ces appareils introduits dans plusieurs hospices de Paris, n'ont pas réalisé les espérances qu'on en avait conçues. Ils ne donnent pas, ainsi que je l'ai dit, de l'*électricité galvanique*; en outre, on en fait une application peu rationnelle, ne connaissant pas les propriétés distinctes des deux courants électriques, car même ceux développés par lesdits appareils, en pos-

La plupart de ces appareils ne donnent que de l'électricité élémentaire et non de l'électricité minérale, et elle n'est obtenue que par le frottement, soit du verre, soit de l'acier, tandis que le fluide que fournit mon appareil est véritablement du *fluide galvanique*, c'est-à-dire de l'*électricité minérale* obtenue par la décomposition de certains métaux : c'est, selon Galvani qui l'a découverte et fait connaître en lui donnant son nom, la seule qui doive être employée en thérapeutique.

Les appareils dont nous venons de parler ont en outre de grands inconvénients ; ou leurs forces diminuent avec une extrême rapidité, comme c'est par exemple le cas dans les *chaînes* dites galvaniques, où ils ne donnent que des courants saccadés (1), les fluides n'arrivant aux conducteurs qu'avec des interruptions successives. Mon appareil, au contraire, donne des courants toujours constants et réguliers, parce qu'il est muni des moyens de mesurer avec précision les courants et les intermittences, de les donner énergiques ou faibles, suivant le besoin, enfin d'être applicable aux expériences les plus délicates ; il peut de plus donner le

---

sèdent de bien différentes. Leur construction ne permet d'ailleurs pas les différentes applications que nécessitent certaines maladies. Dans certains cas, il faut appliquer sur la partie malade tantôt le pôle positif, tantôt le pôle négatif; dans certains autres, il n'en faut laisser agir qu'un seul et isoler l'autre complètement. On comprendra donc que les succès quelquefois obtenus à l'aide de ces appareils, ne donnant que des courants interrompus, ne sont souvent dus qu'au hasard. Il ne faut donc pas s'étonner que tant de médecins, désireux d'expérimenter cette force mystérieuse, et faisant usage de ces mêmes appareils, commettent les mêmes fautes; car, ainsi que le dit fort bien le savant physicien M. Becquerel, dans l'article *Galvanisme*, de l'*Encyclopédie moderne*, pages 171-173, « les courants interrompus « doivent être administrés avec prudence; car lorsqu'on agit puissamment sur les « nerfs, il peut en résulter des ébranlements fâcheux dans le cerveau, ainsi que « des accidents graves dans les muscles, tels que des déchirements, des épanchements de sang, etc. »

Outre ces dangers, il en est encore un autre non moins grand, résultant d'un usage vicieux, c'est l'électro-puncture, qui consiste à introduire dans la partie malade des aiguilles de platine ou même d'acier, pour pénétrer, selon l'idée des médecins, plus efficacement dans l'intérieur du corps; opération douloureuse et tout à fait inutile, pouvant, par des moyens très simples et ne donnant aucune douleur aux malades, faire pénétrer l'électricité dans les organes les plus inaccessibles.

(1) Voir le rapport fait à l'Académie de Médecine sur les appareils de Le Breton, docteur Duchesne et Pulvermacher, dans la *Revue Clinique* du 16 avril 1851 (nº 10).

courant positif et le courant négatif, chacun isolément, selon l'exigence des cas.

L'électricité minérale fournie par le *Triple-Électro-Galvanique*, et considérée comme médiateur et conducteur des deux autres fluides électriques que l'appareil contient et peut développer à volonté, se modifie en se saturant du principe vital du corps qu'elle traverse, et devient à son tour, par cette faculté, le médiateur du *fluide animal* et du *fluide végétal*, en s'assimilant tout ce qu'ils présentent de plus pur et de plus vital, c'est-à-dire de *moins* matériel.

Comme ces trois fluides ont aussi la propriété d'agir sur les organes les plus inaccessibles, par la faculté qui leur est propre de pénétrer la structure intime de tous les tissus, de toutes les parties du corps humain, ils peuvent, au moyen des courants constants et réguliers que donne mon appareil, être dirigés sur un organe distinct ou sur une partie quelconque du corps, sans occasionner sur le système entier une excitation correspondante ou sympathique; en un mot, lorsque, par une cause quelconque, l'harmonie des fonctions des organes est détruite, les fluides électriques de mon appareil changent le travail désorganisateur qui s'opère par suite de cette rupture, en un travail vital et réparateur, et le résultat de ce travail est le rétablissement de cette harmonie ou de l'état normal.

On comprendra aisément que, lorsque ce nouveau système de guérison sera connu et qu'il sera généralement adopté, les hospices devront peu à peu se dépeupler, et l'effrayante quantité de maladies choniques et incurables diminuer également, par la raison que le pauvre comme le riche trouveront, dans ce mode de traitement si facile à suivre et si peu dispendieux, excluant tout médicament, un moyen simple de préserver leur santé, de la rétablir en peu de temps, lorsqu'elle se trouvera altérée, car il sera possible de détruire à son début le principe ou la cause du mal que l'art médical était jusqu'ici le plus souvent impuissant à éloigner ou à combattre, le compliquant quelquefois même ou le laissant arriver à l'état chronique.

Ce but sera facilement atteint, si le gouvernement le favorise. Les sacrifices qu'il aurait à faire ne seraient pas considérables, en les comparant surtout aux avantages que ce mode de médication présenterait aux classes ouvrières.

Par l'établissement dans chacun des douze arrondissements de Paris d'un dispensaire où des appareils semblables aux miens fonctionneraient, on pourrait administrer les bienfaits de ces agents salutaires à environ 5000 personnes par jour, soit 400 dans chacun des douze dispensaires. Leur établissement nécessiterait une dépense qui peut être évaluée de 10 à 12,000 francs, soit 120 à 140,000 francs pour les douze arrondissements. L'entretien annuel de chacun d'eux, y compris le personnel d'un médecin dirigeant, quatre aides et quatre surveillants, serait de 16 à 20,000 francs, ce qui constituerait une dépense annuelle d'environ 200,000 francs. Je ne pense même pas que cette somme soit nécessaire en totalité, parce que ces dispensaires pourraient se suffire et couvrir leurs dépenses annuelles en établissant une ou deux salles pour les classes aisées qui paieraient par séance une rétribution qui couvrirait les frais d'entretien.

Il est impossible de se dissimuler l'immense influence que ces dispensaires exerceraient sur le bien-être physique et économique de la classe ouvrière. L'homme du peuple et sa famille, qui ne peuvent donner à l'hygiène du corps les soins nécessaires, trouveraient dans ces établissements la faculté de se soigner sans frais et surtout sans sacrifices de temps, car un quart d'heure avant ou après leur travail serait suffisant pour jouir de ce traitement. Dans les temps d'épidémies, de choléra on pourra, par une simple adjonction à nos appareils, galvaniser 100,000 personnes par jour, soit 8 à 10,000 dans chacun des douze dispensaires que je propose d'établir à Paris; il ne serait même pas impossible de faire en sorte, dans le cas où le choléra reviendrait à Paris, que tous les habitants et ceux de la banlieue, pussent être galvanisés journellement pendant un temps donné. Ce serait, sans exagération, le moyen le plus prompt, le plus efficace de paralyser et de combattre les effets moraux et physiques de ce fléau destructeur. Nous rappellerons, à l'appui de ce que nous venons de dire, que les ouvriers qui travaillent les métaux, le laiton surtout (composition de cuivre et de zinc, qui développe de l'électricité et met en mouvement celle de notre corps), ont été, à peu d'exceptions près, tous préservés du choléra.

Ces dispensaires présenteraient encore, sous un autre rapport, de grands avantages dans les cas d'asphyxie, d'empoisonnement, de strangulation, de mort apparente; car rien n'est plus efficace et plus énergique que les courants électriques de mon appareil pour rétablir les fonctions respiratoires, faire circuler le sang, dégager l'estomac des substances vénéneuses.

A l'aide de mon appareil, on peut constater la mort de la manière la plus positive, tandis que les signes ordinaires qui l'indiquent, c'est-à-dire l'absence de circulation et de respiration, la raideur cadavérique, l'insensibilité aux cautérisations, peuvent tromper.

Toutefois je ne me dissimule point les obstacles que j'aurai à vaincre dans la réalisation de ce projet. L'opposition que je rencontrerai pour faire adopter ce nouveau système curatif, sera d'autant plus grande, que son auteur n'est ni Docteur, ni Savant, ni Physiologiste.

Dans l'établissement fondé par moi depuis plusieurs mois seulement, pour la mise en pratique de mon système (établissement dans lequel fonctionnent trente et quelques appareils avec cellules réparties dans différentes pièces, les unes à l'usage des dames, les autres à l'usage des hommes), j'ai obtenu, par la seule application de mon Triple-Electro-Galvanique, des succès miraculeux dans un grand nombre de maladies abandonnées par l'art médical, les maladies pulmonaires (1), par exemple; je peux, par des certificats

---

(1) Il ne peut me convenir de publier les nombreux certificats constatant les cures opérées; je ne puis cependant m'empêcher de donner connaissance de trois, concernant un genre de maladie, traitée jusqu'ici d'incurable, de la phthysie au deuxième et troisième degrés, afin de fournir aux personnes que cela peut intéresser une preuve de ce que j'avance.

CERTIFICATS.

« Je soussignée, f. Bellier, née Malherbes, âgée de vingt ans, épouse de M. Bellier, négociant, demeurant à Châteauroux, déclare être atteinte, depuis le mois de novembre 1851, d'une toux opiniâtre que M. Encellony, médecin de Selles-sur-Cher, résidence de mon père, et M. Marataury, médecin à Châteauroux, traitèrent successivement comme un rhume négligé et irritation des bronches.

» Au mois d'août dernier la toux augmenta et des crachements de sang

authentiques, attester leur guérison, ainsi que de douleurs rhumatismales, goutte, lumbagos, névralgies, spasmes, anévrismes, maladies inflammatoires, asthmes, gastrites et autres maladies de l'estomac, hernies, ulcères, chancres etc. J'ai tout lieu d'espérer un pareil succès dans les autres maladies que je signalerai à la suite de ces observations, mais qui ne se sont pas encore présentées depuis le peu de temps que je mets mon système en pratique.

---

apparurent. Une saignée, pratiquée par le docteur Marataury, et une application de sangsues au siége firent cesser le crachement de sang.

» Néanmoins ma position était loin de s'améliorer et M. Rue, également médecin à Châteauroux, ayant été appelé, constata une phthysie au début et me traita selon cette indication; mais j'allais toujours de mal en pis; le docteur Encellony me reprit alors avec l'assistance de M. Picard, médecin à Romorantin, et tous deux reconnurent une phthysie bien déclarée.

» Le traitement prescrit par eux n'amenant aucune amélioration, M. Guibout fut appelé de Paris et, après examen, il dit à ma mère que la maladie était arrivée à sa dernière période, puisque le ramollissement des tubercules avait détruit les tissus organiques du poumon gauche et que le droit commençait à s'attaquer.

» Pendant qu'il ordonnait un traitement qui, disait-il, pouvait encore enrayer la maladie, il se prononçait envers d'autres personnes d'une manière à ne laisser aucun espoir. Son traitement fut pourtant exactement suivi, mais sans aucun résultat.

» On avait parlé à ma famille de succès inespérés obtenus à Paris par M. Rebold, au moyen d'un appareil galvanique, dont il est l'inventeur. Mon mari et ma mère, ayant perdu tout espoir de ma guérison par les moyens mis en usage jusqu'alors, me conduisirent à Paris pour y suivre ce nouveau traitement. Après quelques séances un mieux extraordinaire se manifesta, je repris des forces, de l'appétit, et le sommeil, qui me fuyait depuis longtemps, revint également. Dix galvanisations produisirent un changement remarquable, mais ma mère, qui n'était pas encore complètement rassurée sur ma position, consulta le docteur Michaud au collége Louis-le-Grand qui, après m'avoir examinée de nouveau, déclara qu'il me jugeait perdue; toutefois comme M. Guibout, qui m'avait trouvée si mal quand il fut appelé en consultation à Selles, devait être à même de mieux juger mon état actuel, il fut appelé ensuite. On lui laissa croire que son traitement avait été suivi. Il me trouva incomparablement mieux; toutefois, il ordonna encore 12 moxas, prescription qui ne fut pas suivie.

» Je continuai le traitement de M. Rebold et, aujourd'hui, après 45 galvanisations, je suis entièrement rétablie, c'est-à-dire que mes organes fonctionnent à merveille et sont enfin dans leur état normal : j'ai bon appétit, je digère bien, j'ai repris de l'embonpoint et des forces et je ne tousse que fort rare-

Je ferai encore remarquer que j'ai dû établir une autre division des diverses maladies dont il est question, attendu que les attribuant en grande partie à des causes qui ont produit ou un excès ou un manque de fluide électrique du corps humain, il ne me devenait pas possible de conserver la classification généralement usitée.

J'ajouterai en terminant ces observations préliminaires, que si

---

ment; en un mot, je dois à l'appareil de M. Rebold ma guérison inespérée; c'est à la force vitale qu'il développe et qui a fait produire à la nature ce travail de réorganisation, que je dois le retour à la vie.

« F. BELLIER, née MALHERBES,

« Approuvé, f. MALHERBES mère.

« Délivré à Paris, le 4 mars 1853. »

« Je soussigné, Edmond Chertier, employé au ministère des finances, ex-élève en médecine, certifie que depuis plusieurs années, à la suite d'une bronchite aiguë, dégénérée en affection chronique, les poumons avaient été attaqués, et leur état s'aggravait suivant la saison ou sous l'influence des moindres déviations hygiéniques; néanmoins la tuberculisation n'existait pas, je le sais d'après les traitements qu'on m'avait fait suivre et le diagnostic de messieurs les professeurs Pierry et Andral. Seulement une inflammation survenait parfois à la poitrine avec tant d'intensité, que les plus grands soins étaient nécessaires pour m'empêcher d'entrer dans la première période de la phthysie.

» Je dois ajouter que ce malaise organique permanent avait fini par me donner une faiblesse nerveuse qui troublait toutes les fonctions.

» Au printemps dernier j'eus le sang violemment porté à la poitrine, ce qui pouvait, à cette époque de fermentation surtout, occasionner de graves désordres dans ce viscère. Ayant essayé de bien des choses, qui toujours pallièrent les accidents, mais dont le résultat se bornait là, j'entrepris le traitement galvanique de M. Rebold. Depuis le commencement du mois je suis venu régulièrement tous les deux jours et j'ai remarqué les effets suivants :

» La poitrine s'est dégagée et complètement fortifiée; le système nerveux a repris son équilibre; le teint est meilleur et le corps a repris une force incontestable. Mais voici un phénomène visible : les poumons étaient resserrés et formaient un creux en avant, au sternum, ils sont devenus bombés et se sont élargis; les nerfs étaient noués et les muscles contractés, tout cela a disparu, car la respiration se fait librement et les douleurs de névralgie intercostales ont cessé. Il semble que ce soit encore de la croissance et un développement nouveau, bien que j'aie près de 25 ans.

» J'ai remarqué une chose qui prouve l'utilité de la découverte de M. Rej'ai créé un nouveau système curatif, je dois déclarer ici que mon intention n'est pas de chercher à atténuer en rien l'importance des services que l'allopathie et les autres systèmes plus modernes ont rendus et peuvent encore rendre à l'humanité. Une pareille prétention de ma part serait d'autant moins pardonnable, qu'à vrai dire je n'ai jamais fait d'études spéciales en médecine;

---

bold, c'est que lorsque le courant galvanique, passant par un médicament approprié à mon affection, l'effet était de beaucoup meilleur que celui produit par le galvanisme pur. Je n'ai pu puiser ce sentiment dans mon imagination, car, à vrai dire, rien ne me porte à croire que l'électricité ait la propriété de s'emparer de l'esprit d'une plante et s'en fasse la conductrice; l'effet produit influe seul sur mon jugement.

» Je déclare donc que j'ai reconnu au courant galvanique, saturé de substances médicamenteuses, et aussi régulier que le donnent les appareils de M. Rebold, une propriété capable de modifier profondément par son action vitale les tissus organiques, en foi de quoi j'ai signé.

» Paris, 30 novembre 1852.

» *Signé*. Edmond CHERTIER. »

« Aujourd'hui, 15 mars 1853, c'est-à-dire après avoir passé l'hiver, saison fatale aux individus malades de la poitrine, quel que soit le degré ou la nature de leur maladie, je complète et ratifie le susdit certificat, en déclarant que, grâce à quelques doses d'électricité prises à la moindre sensation éprouvée du côté des poumons, je n'ai eu besoin ni de consulter, ni de me soigner davantage.

» *Signé* : Edmond CHERTIER. »

« Il y a quatre mois, à l'automne de 1852, ma fille Fanny, âgée de 7 ans et demi qui, depuis quatre ans, à la suite d'un rhume, toussait souvent et avait de fréquentes indispositions dont on venait à bout par des antiphlogistiques, tomba gravement malade.

» Le médecin employa les moyens ordinaires, mais ils furent sans résultat, et il reconnut bientôt une phthysie qui, comme cela se présente chez les enfants, marchait avec une rapidité effrayante. En effet, au bout d'un mois, ma fille, au dire de mon médecin, M. Lefol, en était arrivée au troisième degré de la phthysie. Les sueurs diurnes, nocturnes et partielles, symptôme significatif, l'avaient affaiblie à un point tel qu'elle ne se tenait plus debout; l'amaigrissement était extrême, le médecin avait déjà constaté une caverne tuberculeuse du diamètre d'une pièce de 2 francs au sommet du poumon droit; bref, il avait condamné mon enfant dont nous attendions la mort prochaine.

» C'est alors qu'on me parla de M. Rebold; abandonné de l'art je tentai

les sciences physiques, même, au sein desquelles j'ai puisé mon système, n'ont eu en moi qu'un adepte fort modeste.

En avançant que mon nouveau système curatif présente sur les autres des avantages incontestables, et qu'il agira dans une multi-

---

l'inconnu, mais sans espoir. On porta la malade chez le physicien, et la première galvanisation eut lieu il y a de cela trois mois environ. Rentrée à la maison, l'enfant sentit beaucoup plus de mal, la poitrine lui brûlait comme du feu, l'électricité opérait, mais n'en connaissant pas les effets, j'avais peur, et ce n'est que parce que je regardais mon enfant comme perdu que je hasardai une nouvelle expérience. J'oubliais de dire que ma fille avait alors des vésicatoires sur la région des poumons, lesquels je lui fis enlever pour entreprendre ce traitement. La seconde et la troisième galvanisation furent bien efficaces car, après cette dernière, l'enfant ne ressentait plus à la poitrine aucune douleur, et ne devait plus jamais en ressentir.

» Le médecin appelé fut très surpris, il déclara que la nature et les vésicatoires avaient dégagé le poumon et probablement, chose miraculeuse, cicatrisé les tubercules, car la percussion n'en donnait plus de traces; il trouva encore beaucoup de mal aux bronches, et voulait faire appliquer un autre vésicatoire entre les épaules ; satisfait alors de ses aveux, je lui fis les miens et refusai d'apposer un vésicatoire.

» Sans doute désireux lui-même de voir ce qu'il en adviendrait il ne se fâcha pas et m'engagea à continuer.

» Je l'appelai toujours de temps en temps et dernièrement il me déclara que ma fille était complètement guérie. En effet, toux, crachats, sueurs ont disparu pour faire place à un embonpoint normal ; elle est plus forte qu'elle n'avait jamais été, même avant ce rhume qui avait été l'origine de son mal, car bien que d'un tempérament lympathique, elle n'avait pas de germe fatal, puisque notre famille n'a aucun de ses membres poitrinaire.

» M. Rebold m'a dit avoir fait traverser les courants électriques par certaines substances appropriées aux maladies de poitrine. Quoi qu'il en soit, et ce qui est positif, c'est que l'électricité de ses appareils a, dans ce cas désespéré et toujours rebelle aux anciens modes de traitement, changé le travail désorganisateur qui s'opérait en un travail vital et par conséquent réparateur. Actuellement, les poumons en suppuration sont, de l'avis de la science médicale, complètement dégagés, reconstitués et fortifiés.

» Aussi, je termine en remerciant vivement M. Rebold, dont les ingénieux appareils, porteurs du fluide vital, ont seuls été capables de me rendre ma fille.

» En foi de quoi j'ai signé.

« *Signé :* C.-S. JANNEY père.
« F. JANNEY, mère de l'enfant.
« Demeurant à Paris, rue de Buffon, 75. »

tude de cas où ceux-ci seront restés sans résultats, je ne prétends nullement dire par là que toutes les maladies, sans exception, puissent être guéries par son application, parce qu'il rencontrera infailliblement des idiosyncrasies, comme cela se voit dans tous les systèmes possibles.

Ce que je désire vivement, c'est que tous les médecins amis du progrès étudient impartialement ce système, et en fassent l'application toutes les fois qu'ils auront reconnu l'insuffisance des moyens ordinaires. Je me permets de manifester ici ce désir d'une manière d'autant plus vive que déjà, parmi quelques voix prépondérantes, un membre de la Faculté de médecine a émis l'opinion que : « dans l'état actuel des connaissances, l'électricité » produite par différents appareils peut être introduite dans le « domaine de la thérapeutique comme un agent spécifique applica- « ble, non à tous les cas sans distinction, mais comme un agent « physique extrêmement puissant, dont les effets peuvent être « prévus, calculés, modifiés et dirigés avec plus de facilité et de « précision que ne le peuvent être la plupart des médicaments « connus. »

L'honorable médecin qui a émis cette opinion, fondée sur les résultats obtenus par les appareils mentionnés, ne pensait sans doute pas que l'électricité dont il parlait pouvait être considérablement modifiée quant à sa puissance et à ses qualités, et présenter, dans son application thérapeutique, des résultats aussi étonnants que ceux que nous avons signalés et que nous allons faire connaître d'une manière plus spéciale.

Comparaison entre le Triple-Electro-Galvanique et les autres systèmes curatifs en pratique.

En présence de la vieille médecine allopathique se trouvent aujourd'hui quatre nouveaux systèmes connus sous le nom de *Magnétisme, Galvanisme, Homéopathie* et *Hydrothérapie.*

Examinons-les brièvement et suivant leur rang d'ancienneté, et établissons les avantages que notre système présente sur ces méthodes. Mais pénétrons-nous bien de cette vérité : que dans tous les systèmes, les méthodes les plus opposées, des maladies s'aggravent et se guérissent sans le secours de la médecine ; qu'il existe donc dans la nature un principe universellement agissant, qui opère ce que nous attribuons vaguement à l'art.

Allopathie.

Sans contester à l'allopathie les services qu'elle a rendus il est certain, de l'aveu de médecins célèbres, qu'elle n'est qu'un recueil d'observations plus ou moins justes, d'indications fort peu certaines, de préceptes souvent erronés, dont le tout forme la science du médecin, et dont il parvient quelquefois à faire un usage utile s'il est doué d'un instinct heureux; mais dans tous les cas graves, on voit le médecin allopathe douter des résultats, attendu que les agents thérapeutiques les plus sûrs dont il dispose, échouent parfois malgré la sagesse de leur application.

Le mercure, le quinquina, le chloroforme, qui, dans beaucoup de cas sont d'une grande importance, restent souvent sans effet dans la syphilis, les fièvres intermittentes, la sensibilité, et ils engendrent même quelquefois des perturbations dangereuses.

Or, les trois *agents* que fournit le Triple-Electro-Galvanique ne présentent aucune incertitude ni dans leur application, ni dans leurs effets, puisqu'ils agissent toujours de la même manière, avec promptitude et efficacité ; ses forces vitales étant portées ou séparément ou conjointement sur l'organe affecté, les inconvénients que présentent généralement l'allopathie et les autres systèmes, n'existent pas dans le nôtre.

Magnétisme.

La régénération de cette antique science est due à Mesmer, docteur en médecine de Mersebourg. Il révéla l'existence d'un fluide dans l'homme et l'appela : *Fluide magnétique* ou magnétisme animal ; il fit connaître ses propriétés et les phénomènes qu'il produit.

Les succès obtenus par l'application de cet agent miraculeux, sont en effet si nombreux et augmentent tellement de jour en jour, qu'il n'est plus permis à qui que ce soit de révoquer en doute sa puissance curative.

En prétendant que mon système de guérison a aussi, en bien des cas, des avantages sur le magnétisme direct, je n'entends parler que de la manière dont il est malheureusement trop souvent pratiqué par certaines personnes, qui n'ont pas les qualités requises pour l'exercer.

Ne m'occupant ici du magnétisme que comme agent thérapeutique, je ne parle point de ses autres propriétés sublimes, qui produisent des choses si extraordinaires, que nous ne pouvons encore les classer qu'au nombre des merveilles qui, en nous donnant la conviction de l'immortalité de l'âme, nous révèlent davantage la Divinité.

Mon appareil contient un récipient qui peut non seulement recevoir le *fluide électrique de l'homme*, mais dans lequel encore ce fluide peut-être accumulé et conservé dans toute sa force ; il y est purifié par les substances que contient le récipient, ainsi que par les nombreuses couches de verre qu'il traverse ; par conséquent, lors même que le fluide qu'on y déposerait n'aurait pas les qualités désirables et absolument nécessaires pour être salutaires dans les magnétisations directes, il n'en serait pas pour cela moins efficace dans son emploi, après avoir été purifié par notre appareil.

Ce fluide magnétique étant ainsi accumulé et réuni au fluide galvanique, et pouvant de plus être dirigé directement, par l'application judicieuse des *inducteurs électriques*, sur la partie ou l'organe malade, il est certain que ce mode de guérison doit, dans beaucoup de cas, généralement avoir des effets non seulement plus constants, en raison de sa force qui reste toujours égale, mais encore plus prompts et plus efficaces que les magnétisations directes.

Néanmoins, quand il s'agira de calmer ou de détruire instantanément l'excitation des nerfs, comme dans les spasmes, les syncopes, les crises nerveuses, etc., rien ne saurait égaler ou remplacer la magnétisation directe d'un homme calme, et les insufflations qui sont les moyens les plus puissants et les plus salutaires dans ce genre d'affections.

Galvanisme.

A l'époque où Mesmer révéla sa science, un autre génie, Galvani, professeur d'anatomie à Bologne, vint, par de mémorables travaux, initier le monde savant à la brillante découverte de l'électricité minérale, et poser les fondements de la science à laquelle il a donné son nom.

Il ouvrit par là aux observateurs philosophes un nouveau champ à explorer, sinon immense comme celui dont Mesmer traça le chemin, du moins d'une importance tout aussi grande, attendu que, d'après les investigations les plus scrupuleuses, l'efficacité du galvanisme comme agent thérapeutique avait été prouvée de la manière la plus victorieuse par un grand nombre des plus savants médecins de l'Europe.

Pendant que Mesmer s'épuisait en efforts pour prouver les propriétés de l'électricité animale, Galvani, avec une égale fermeté de conviction, attribuait à l'électricité minérale les mêmes propriétés de guérir une foule de maladies.

Cependant son emploi, comme agent thérapeutique, rencontra longtemps un obstacle insurmontable dans la violence de son application, qui ne pouvant être maîtrisée, n'administrait le remède que par commotions, ce qui, dans certains cas et surtout chez des sujets sensibles, occasionnait de graves désordres.

Son efficacité médicale avait néanmoins été reconnue, et l'expérimentation avait constaté ses propriétés stimulantes, dérivatives, résolutives et désobstructives. Toutefois, ces propriétés n'appartiennent qu'au fluide galvanique et ne peuvent être attribuées à tous les appareils électriques en usage aujourd'hui, et cela, par les raisons déjà expliquées dans les Observations préliminaires. Pour que ceux de ces appareils, les plus en pratique fonctionnent, c'est-à-dire pour leur faire produire de l'électricité pendant tout le temps qu'ils doivent en fournir, il faut tourner une manivelle; tandis que mes appareils, une fois chargés, produisent sans interruption du fluide galvanique et marchent, s'il le faut, pendant plusieurs jours de suite, sans qu'on ait besoin de recharger les piles.

Homéopathie.

Le docteur Hahnemann, de Berlin, un des plus grands génies qui aient illustré la médecine, enrichit l'humanité de cette nouvelle méthode, à laquelle il donna le nom d'*Homéopathie*, c'est-à-dire *médecine des semblables*, ou *science des spécifiques*.

Ce hardi novateur, en appliquant à l'art de guérir plusieurs centaines de remèdes simples, constituant autant de spécifiques appliqués à combattre les innombrables symptômes morbides qui peuvent nous affecter, a ébranlé les bases antiques de la vieille médecine.

Ces remèdes homéopathiques, administrés par doses infinitésimales, ne doivent nullement agir par la matière des médicaments; c'est l'esprit seul, le fluide vital des substances dont ils sont composés qui doit agir sur l'organe malade ; c'est, en un mot, par l'*Électricité végétale* que la réaction est opérée et que la guérison s'obtient, si elle est savamment combinée.

Voici donc toujours ce même *fluide vital*, cette même électricité plus ou moins modifiée par des végétaux, qui se montre l'agent thérapeutique le plus puissant et le plus énergique dont dispose cette nouvelle médecine, sans que tous ceux qui la pratiquent se doutent du véritable moteur qui la fait agir.

Bien que notre appareil ne fournisse pas l'*esprit vital* des trois cents substances médicamenteuses du système homéopathique, ni les milliers de celles de l'allopathie, il peut cependant, *au besoin*, fournir l'*essence* des plus énergiques. Il présente sous ce rapport un autre avantage en ce qu'il permet d'expérimenter, d'une manière prompte et sûre, toute substance qu'on pourrait présumer posséder quelques vertus curatives.

Quant au mode d'administrer les globules homéopathiques, on sait qu'il consiste à les donner à l'état naturel, ou dissous dans l'eau; ils passent par conséquent dans l'estomac, y dégagent la partie immatérielle de la substance dont ils se trouvent saturés, pour la porter ensuite à travers les tissus sur la partie malade qu'ils doivent attaquer; ils n'agissent donc qu'à l'aide des organes digestifs.

Par notre appareil, l'*essence* de ces substances, ou leur *principe vital*, est porté directement, par le fluide galvanique qui s'en sature, sur les organes affectés.

L'efficacité de ce mode d'application se comprendra plus facilement par l'explication suivante.

On place les plaques, ou instruments inducteurs, de telle sorte qu'en tirant une ligne fictive du centre de ces inducteurs appliqués, il faut que ce soit juste au milieu de cette ligne que vienne se trouver l'organe qu'on veut soumettre à l'électricité; car alors, comme c'est au point de jonction que s'opère la recomposition des deux courants introduits, c'est aussi à ce point que l'électricité produit le plus grand effet thérapeutique. Cet effet sera considérablement augmenté si le fluide galvanique a été saturé de l'une des *deux autres électricités*, soit *végétale*, soit *animale*, ou des deux à la fois; alors, par la tendance qu'ont les deux courants électriques à toujours se recomposer, il s'opère au point de jonction un dégagement du *principe vital* des substances dont ils ont été imprégnés: c'est ainsi que cette vitalité en plus est attirée et absorbée par l'organe malade sur lequel ou dans lequel s'opèrent la décomposition et la recomposition des deux courants électriques.

Hydrothérapie.

Cette méthode curative a encore pour auteur un Allemand du nom de Priessnitz, qui a fondé à Grafenberg le premier établissement hydrothérapique, lequel jouit actuellement encore d'une grande réputation.

D'après les résultats favorables qu'il avait obtenus, l'auteur présenta sa méthode comme une panacée infaillible.

Priessnitz, malgré son mérite incontestable, fut traité de charlatan par les savants. — Mesmer et Hahnemann n'avaient pas été plus heureux.

Ce qu'il y a de généralement reconnu, c'est que l'emploi interne de l'eau froide calme la surexcitation des nerfs, facilite les sécrétions et améliore les rapports synergiques des solides et des liquides. Son emploi externe calme la chaleur fébrile des vaisseaux et leur donne du ton lorsqu'ils sont affaissés, fortifie les fibres des muscles, excite la peau, dont il modifie les éruptions chroniques. Dans les affections aiguës, le typhus, la fièvre scarlatine et autres maladies de la peau ; dans les affections chroniques, la goutte atonique, les maladies nerveuses et les maladies des organes hypogastriques, on en a obtenu d'excellents résultats.

Mais, outre les dangers qui peuvent accompagner le traitement par l'eau froide, il exige chaque jour un temps considérable, car le malade, qui le suit méthodiquement, est obligé de se placer à 4 heures du matin dans une couverture sudorifère, où il reste jusqu'à 8 heures et, inondé de sueur, on le précipite alors dans une piscine remplie d'eau froide de 8 à 9 degrés.

Après le bain, promenade, pendant laquelle il est obligé de boire beaucoup d'eau froide. Après le déjeuner, nouvelle promenade, ensuite on lui administre des douches ; à trois heures on le place de nouveau dans un bain, où il reste de une à deux heures ; après le bain il est encore placé dans la couverture sudorifère, au sortir de laquelle nouvelle précipitation dans l'eau froide, etc.

Il n'est pas besoin de faire remarquer que ce traitement, à part les dangers qu'il présente, doit être, pour beaucoup d'individualités, un véritable supplice.

Que l'on compare notre système curatif avec celui-ci et le choix n'est pas douteux.

Action et effets du Triple-Electro-Galvanique dans les maladies suivantes :

Paralysie générale ou partielle de la Face, de la Langue, du Sentiment ; Amaurose, Cataracte, Apoplexie, Catalepsie, Léthargie, Epilepsie, Faiblesse des membres, Affections de la Moëlle épinière.

Le caractère classique de la plupart des maladies de cette catégorie, est la diminution, la résolution ou la prostration du sentiment, du mouvement, des forces dans tout le corps ou dans quelques membres ; ces maladies ont pour principe le relâchement des nerfs ou leur obstruction, et la résistance à la distribution du fluide nerveux dans les nerfs et dans les organes du sentiment, ce qui indique que l'équilibre de l'électricité du corps est rompue, et, par suite de cet état anormal, une partie du fluide électrique est repoussée par l'organe malade, qui souffre alors par la diminution de cette force vitale, si nécessaire au rétablissement de ses fonctions. Il faut en pareil cas soumettre le corps, et surtout la partie malade, à de forts courants d'électricité positive, capables de pénétrer les nerfs relâchés ; il faut même, lorsqu'une paralysie date de loin, faire fonctionner deux appareils à la fois, soit quatre courants électriques, pour agir plus énergiquement sur toutes les parties malades.

En vertu de l'influence directe et spécifique qu'exerce le *galvanisme* sur le système nerveux, par la propriété qu'il a de réveiller l'excitabilité des nerfs, quelle que soit leur faiblesse, en leur fournissant la puissance qui leur faisait défaut, en les rétablissant, en un mot, dans leur état normal, l'on comprendra qu'il est un agent inappréciable dans la guérison des paralysies, quelles qu'en soient les causes.

Son action est si remarquable, qu'en très peu de temps elle rend le plus souvent, à la partie paralysée, l'usage de ses facultés, et l'on peut dire que ses effets, sur la contractilité musculaire, sont toujours certains; elle tonifie les muscles et facilite leur jeu d'une manière vraiment étonnante. Ces effets surprendront moins lorsqu'on saura qu'on fait opérer des mouvements à des cadavres et simuler, à l'aide de cette électricité, les fonctions vitales complétement éteintes.

D'après l'action qu'opère l'*électricité galvanique* sur les paralysies, on peut juger de son effet dans les apoplexies, la léthargie, la catalepsie (1) et les maladies de cette nature. En l'appliquant par des secousses régulières et plus ou moins fortes, elle fait disparaître l'abattement des membres, l'obstruction et le relâchement.

L'oscillation de tous les solides, le ton des fibres, le jeu de tous les ressorts de l'économie animale, reprennent leurs fonctions et la nature triomphe des vains efforts de la maladie.

L'influence des *courants électriques* sur le système nerveux ganglionnaire n'est pas plus récusable que celle qu'il exerce sur le reste de l'organe de la sensibilité et du mouvement.

---

(1) Dans un cas de cette espèce, j'ai obtenu la guérison après six galvanisations.

Cette influence devient encore plus puissante lorsqu'on réunit, comme cela est possible maintenant, par le **Triple-Électro-Galvanique**, à l'*Electricité minérale*, l'*Electricité végétale* et l'*Electricité animale*; on voit alors se produire des merveilles. Son action en général, sur toutes les affections qui proviennent d'un défaut de puissance nerveuse, est d'un prix inestimable.

Dans le cas de *débilité générale, faiblesse nerveuse, affections de la moëlle épinière, etc.*, le fluide galvanique départit aux nerfs, pendant tout le temps que le malade est soumis à son action, leur stimulant propre, d'où il résulte que les nerfs, et par conséquent les parties du corps où ils se rendent, sont ainsi fortifiés d'une manière constante.

Douleurs rhumatismales, **Goutte**, **Sciatique**, **Lumbago** (MAUX DE REINS), **Maladies nerveuses, Migraines**, ETC.

Le caractère de ce genre de maladies est une affection douloureuse qui occupe les muscles, les membranes et les grandes articulations des extrémités supérieures et inférieures du corps. Elle est causée par le froid, l'humidité, par la suppression de la transpiration, la rentrée des éruptions cutanées, la suppression des menstrues, des hémorrhoïdes ou de toutes autres évacuations habituelles, sanguines, purulentes ou séreuses; par l'abus des spiritueux, des aliments chauds, des plaisirs sexuels. Le rhumatisme a un caractère local, en ce que son siége est seulement dans les tissus cellulaires et dans les muscles; ainsi, il y a le rhumatisme laiteux, le rhumatisme métallique, le rhumatisme de la poitrine, le rhumatisme de la tête, et enfin le rhumatisme qui occupe les lombes, les hanches, le cou (lumbago, sciatique, torticolis); la goutte, au contraire, est douée d'une extrême mobilité, son siége est dans toute l'enveloppe des nerfs et à leur extrémité. Dans une partie des maladies de cette nature, il y a ou excès ou diminution de fluide électrique.

Dans le premier cas, ce fluide se trouve accumulé dans les organes malades; dans le deuxième, ceux-ci le repoussent et l'empêchent de pénétrer en quantité suffisante.

Elles peuvent donc provenir de deux causes opposées.

On sait que le plus souvent l'emploi de tous les remèdes dont dispose la vieille médecine : frictions, bains, vésicatoires, sangsues, eaux thermales, etc., est impuissant à procurer la plus faible amélioration dans les maladies précitées. L'efficacité de l'électricité galvanique dans le traitement de ces différents cas est bien plus énergique et plus prompte que dans ceux dont il est parlé à l'article qui précède : une guérison complète est presque toujours la conséquence d'une application bien entendue des divers *agents* de notre appareil.

Le lumbago, les maladies nerveuses, telles que névralgies faciales et frontales, se dissipent le plus souvent au bout de quelques galvanisations, pourvu qu'on ait pu attaquer le siége du mal. La plupart des maux de tête, étant le résultat de la tension des nerfs, disparaissent naturellement par l'application de l'*électricité négative.*

Les névralgies urétrales et vésicales (urines trop fréquentes, souvent intermittentes, mais toujours plus ou moins difficiles, accompagnées de douleurs quelquefois insupportables), disparaissent également dans fort peu de temps par le même procédé.

Maladies de la peau.

Les dartres (1), la grattelle, l'érysipèle, les engelures, les squirres, les clous, les abcès, les panaris, la piqûre de divers insectes, les cancers, les goîtres, ont pour cause ou une matière dont l'évacuation a été arrêtée, ou un engorgement des vaisseaux ; ou bien aussi, sont formés par le suc nutritif qui se porte avec trop d'abondance vers les parties solides et s'y condense.

Or, rien n'est plus propre à rétablir la transpiration suspendue ou diminuée que l'électricité, et notamment l'*électricité positive* ; elle accélère le mouvement du sang dans les vaisseaux ; dessèche les corps solides qui ont quelque suc ou quelque humidité à perdre ; pénètre toute la substance organisée ; donne du ressort aux fibres ; divise les fluides et augmente leur mouvement de circulation ; elle dissipe rapidement le sang extravasé ; enfin elle triom-

(1) Dans ce genre de maladies (dartres), nous n'avons eu jusqu'ici aucun cas où nos appareils n'aient pas produit une guérison complète.

phe de toutes les affections de la superficie de la peau, en détruisant les causes qui les ont fait naître.

Phthysie pulmonaire, Asthme, Suffocation, Angine, Toux, Rhume, etc.

La *Phthysie pulmonaire*, maladie chronique, est caractérisée par la toux, les crachats purulents, la fièvre hectique, l'amaigrissement et la faiblesse du corps. Quoique les causes en soient infinies, les espèces les plus communes sont la tuberculeuse et la catharrhale.

Les tubercules (petites tumeurs du volume d'un pois ordinaire et formées dans quelque partie du poumon), se divisent en tubercules crus, en tubercules enflammés, et en tubercules suppurants; ce qui constitue les trois degrés de la pulmonie. Cette maladie, arrivée à son deuxième degré, est regardée comme incurable, à plus forte raison lorsqu'elle a atteint le troisième. Cette opinion n'a été jusqu'ici que trop fondée, parce que l'art médical n'a point à sa disposition d'autres remèdes capables de combattre cette triste maladie, que ceux connus de tout le monde, et dont l'huile de foie de morue est considérée comme l'un des plus efficace. Mais grâce à mon appareil, il en est autrement aujourd'hui; de nombreuses cures le prouvent d'une manière incontestable.

Qu'on le sache bien, le fluide galvanique, à lui seul, supplée complètement à l'influence nerveuse, et personne n'ignore que les poumons ne fonctionnent que sous la dépendance de cette influence. Il n'agit pas superficiellement, mais bien dans les profondeurs des viscères, et par ses propriétés générales, dont les principales sont de produire une évaporation salutaire, une augmentation de mouvement dans les fluides, il opère une division et une répulsion entre toutes les molécules et toutes les fibres; en outre il cautérise les plaies et les ulcères, et par conséquent aussi les tubercules des poumons. On devra donc trouver moins surprenants les résultats que j'ai obtenus dans la guérison de maladies de ce genre, abandonnées par la médecine comme incurables.

On reconnaît l'*asthme* et les maladies de cette classe à la difficulté de respirer, sans fièvre inflammatoire; elles sont produites par les efforts que fait la force vitale pour écarter les obstacles qui se trouvent dans les organes respiratoires. Ces maladies proviennent d'engorgements, d'atonie dans les fibres, ou résultent de quelques vices dans les organes. Dans l'un et l'autre cas il n'existe pas de moyen plus efficace de les combattre que l'électricité combinée, attendu que c'est à un défaut de quantité nécessaire de ce fluide qu'elles doivent être attribuées.

Les guérisons obtenues sur un grand nombre d'asthmatiques ont prouvé la puissance curative du galvanisme dans ce genre de maladies ; quelques séances suffisent le plus souvent pour procurer la libre respiration, ou du moins un soulagement que tout autre remède a été impuissant à produire.

Il résulte d'un rapport du docteur Labeaume, qu'à l'hôpital de Worcester, sur cent asthmatiques quatre-vingt-dix ont été guéris à l'aide du galvanisme.

Maladies spasmodiques, Tétanos, etc.

Ces maladies n'étant produites que par une abondante affluence de feu électrique ou de fluide nerveux, l'*électricité négative* est encore ici le remède le plus efficace et le plus salutaire à les combattre.

La méthode employée par l'allopathie pour combattre les spasmes ne doit les succès qu'elle obtient très souvent dans ce genre d'affections qu'aux boissons qu'elle prescrit, ainsi que nous l'avons déjà relaté au commencement de cet opuscule.

De tous les états spasmodiques, le tétanos est celui dont les progrès sont les plus rapides et qui exige le plus de célérité dans les secours. Cette pénible maladie se manifeste par une raideur convulsive de tout le tronc, souvent des membres, mais surtout des mâchoires qui deviennent raides comme des barres de fer. Or, nous avons vu que l'électricité provoque une abondante transpiration, dilate les pores, divise les fluides et produit entre toutes leurs molécules une vertu répulsive très salutaire ; c'est donc encore elle qui, dans cette maladie, est le remède le plus direct et le plus énergique pour combattre la cause du mal et aider la nature à se débarrasser de l'humeur morbifique qui l'opprime, en diminuant la grande quantité de fluide nerveux qui occasionne ces graves désordres.

Affections des Organes digestifs.

Gastrites, Gastralgies, Constipations opiniâtres, Indigestions, Empoisonnements.

On a vu par ce qui précède que l'agent galvanique facilitait tout à la fois la respiration, favorisait les sécrétions et activait la circulation des liquides, aussi la promptitude avec laquelle l'appétit se développe sous son action puissante, est-elle remarquable. On voit des digestions toujours languissantes s'améliorer; la respiration, la circulation se régulariser; des congestions, des épanchements, résultats de l'atonie générale, disparaître complètement; en un mot, tous les insignes de la santé succéder rapidement aux insignes funestes de la maladie.

Pour expliquer le rôle que remplit le galvanisme dans l'acte de la digestion, il faut savoir que, lorsque l'estomac est privé de sa puissance nerveuse, il perd la propriété de sécréter le suc gastrique; il devient ainsi incapable d'accomplir ses fonctions, et la faculté digestive cesse de s'exercer.

Il faut alors soumettre l'estomac à l'influence du fluide galvanique qui remplit exactement l'office de la puissance nerveuse dans la préparation du suc gastrique, tout en rétablissant peu à peu l'énergie suspendue des nerfs.

Par l'application bien entendue des deux *pôles conducteurs*, chargés de l'électricité galvanique, soit isolément, soit réunis aux *deux autres agents*, on peut non seulement déterminer un mouvement antipéristaltique qui amène le vomissement, mais on peut aussi, par le changement de ces *pôles conducteurs*, opérer en sens inverse, c'est-à-dire, activer les mouvements *péristaltiques* de l'appareil digestif, accéler la digestion et amener promptement la défécation. Or, les constipations et les indigestions les plus opiniâtres peuvent être vaincues par ce moyen; et dans les cas d'empoisonnement par des narcotiques, on peut débarrasser ainsi le tube intestinal des matières vénéneuses qu'il renferme, sans exercer sur lui une action souvent nuisible, comme le font les vomitifs ordinairement employés dans ces circonstances.

Affections des Sens.

La vue, l'ouïe, l'odorat, le tact, le toucher.

L'amaurose est une paralysie du nerf optique.

La perte de l'odorat et du goût, qui s'affectent mutuellement plus ou moins, sont les suites d'une paralysie, d'un état morbide des nerfs olfactifs et dégustateurs.

La perte du tact et du toucher est une lésion de sensibilité externe ou paralysée des hémiplexis.

La surdité, quand elle ne provient pas d'un défaut organique, a généralement pour cause le relâchement ou l'obstruction des nerfs de l'organe auditif (1).

D'après les effets que produit l'électricité galvanique renforcée de *deux autres agents* mentionnés, on peut juger de l'influence qu'elle doit exercer sur les affections de ces organes, sans qu'il soit nécessaire d'entrer dans plus de détails.

Le traitement de ce genre d'affections exige toutefois les plus grandes précautions dans l'application de l'électricité. Il ne faut employer que des *courants* très faibles, tantôt négativement, tantôt positivement, adoucis encore par l'emploi d'éponges légèrement humectées et empreignées au besoin de certaines substances spéciales au traitement de ces organes délicats.

Maladies inflammatoires et fébriles.

Les phénomènes qui nous font connaître l'inflammation, sont la douleur, la rougeur, la chaleur, la tuméfaction, la fluxion et la fièvre. Les causes de toute inflammation, soit aiguë, soit chronique, interne ou externe, sont les mêmes ; elles sont dues à un excès de *fluide* ou de *feu électrique* qui s'est accumulé dans l'organe malade.

Or, le seul moyen ou du moins le plus efficace pour détruire cette surabondance, c'est d'électriser négativement le malade at-

(1) Nous pouvons citer grand nombre de guérisons radicales d'affections de ce genre, obtenus par notre appareil.

teint d'inflammation, puisque par ce moyen on lui enlève complètement cet excès de feu.

Cette opération, aussi simple que facile, n'est toutefois possible qu'avec mes appareils.

En combinant dans quelques cas rebelles les remèdes de l'art avec les trois électricités que développent mes appareils, et en actionnant le malade chaque jour deux ou trois fois et pendant plusieurs jours de suite, on triomphera de toutes les fièvres, quel que soit leur nom, ainsi que des inflammations dont la nomenclature suit : inflammation du cerveau (frénésie), inflammation du cœur (pneumonie), inflammation du diaphragme (para-frénésie), inflammation de l'épiploon (épiploïie), inflammation de l'estomac (gastrite), inflammation du foie (hépatite), inflammation de la gorge (angine), inflammation des intestins (entérite), inflammation de la matrice (métrite), inflammation des reins (néphrite), inflammation du sein, inflammation de la vessie (cystite), inflammation des yeux (ophtalmie).

Suppression de la Menstruation, Accouchements, Hémorrhagies, Hémorrhoïdes, etc.

Dans les menstrues supprimées, ou difficiles, le rétablissement de cette évacuation périodique s'opère au moyen de l'*électricité positive* avec une promptitude étonnante ; car une seule galvanisation suffit quelquefois pour obtenir ce résultat (1).

Lorsqu'elles sont trop abondantes, on les diminue ou on les arrête facilement et sans danger par l'application de l'*électricité négative.*

Il en est ainsi des hémorrhagies, qui s'arrêtent également lorsqu'elles sont attaquées par la même électricité.

Le flux hémorrhoïdal, lorsqu'il est trop abondant, peut être modéré de cette manière et même être détruit complètement sans le moindre danger, ce que de nombreux cas m'ont prouvé.

---

(1) Dans une centaine de cas de cette nature je n'ai échoué que deux fois.
Il faut cependant recommander aux personnes qui électrisent, par n'importe *quel moyen*, d'être excessivement prudentes dans les cas de suppression, et de bien s'assurer, avant d'électriser, que cette suppression ne vient pas d'un état de grossesse.

L'électricité de mes appareils est encore souveraine dans les accouchements pour activer, non seulement les contractions utérines lorsqu'elles sont insuffisantes ; mais encore dans les cas qui suivent : Une femme enceinte et qui se fera électriser deux ou trois fois par mois, par des courants faibles, accouchera avec beaucoup plus de facilité et, de plus, l'enfant qu'elle mettra au monde, sera infiniment plus fort et mieux portant qu'il ne l'eût été sans le secours du fluide électrique, qui aura puissamment contribué à son développement.

En un mot, les avantages qu'on retirera à l'avenir de l'application judicieuse et prudente de cette force vitale, sont immenses ; ils le seront surtout dans un grand nombre d'accouchements et dans les accidents qui les accompagnent ou les suivent : dans les cas de mort apparente de nouveaux-nés, dans les engorgements des seins, etc., etc.

Chancres, Cancers, Ulcères, Plaies et Blessures.

L'art médical ne connaît pas de moyens assurés pour guérir les cruelles affections connues sous le nom de chancres, etc. (1), et l'on admet généralement que ceux de la matrice, de l'arrière-bouche, du palais, des glandes auxiliaires et inguinales, sont incurables, et par contre, ceux des mamelles, de l'œil, du gland et des testicules, des bourses, peuvent être guéris par l'opération, ou l'amputation.

Les expériences faites et les principes établis jusqu'à présent, prouvent que le fluide galvanique, et surtout celui de nos appareils, est un puissant moyen de guérir ce genre de maladies. Nous ne répéterons pas ce que nous avons dit de ses effets, relativement à la cautérisation des tubercules dans les maladies pulmonaires ; nous dirons seulement que les fluides stagnants et rongeurs sont, dans ce cas, divisés par la répulsion électrique, une partie s'éva-

(1) Nous pouvons citer non-seulement nombre d'ulcères, de cancers de matrice que nous avons guéris, mais nous pouvons encore prouver la guérison radicale de trois chancres à l'arrière-bouche. Aujourd'hui il serait impossible de retrouver la place où ils ont existé ; car le fluide galvanique a rétabli la vitalité des chairs au point de ne laisser aucune trace.

pore, l'autre éprouve une accélération de mouvement dans les vaisseaux capillaires, ce qui facilite la suppuration et la sortie du pus ou des matières corrompues. En un mot, l'électricité galvanique amène promptement la suppuration et la maturation des cancers, ulcères, et plaies, quels qu'ils puissent être.

Pour bien faire comprendre, en même temps, la force et l'action chimique du galvanisme, nous ajouterons que, lorsqu'on a à traiter un ulcère rebelle, sécrétant des matières alcalines, on change facilement cet état de choses, en appliquant, sur la partie malade, l'inducteur avec le courant positif (principe dissolvant), lequel inducteur aura au bout une épongette humectée, et à côté de l'ulcère une plaque avec le *pôle négatif* (principe reconstituant). Cette disposition force l'organe à sécréter des humeurs d'une nature différente et opposée à celles produites dans l'état pathologique; par ce moyen, l'organe malade rentrera en peu de temps dans son état normal.

Tumeurs blanches.

Ces tumeurs consistent dans une enflure accidentelle ou dans une éminence anormale formée à l'extérieur ou à l'intérieur du corps, par des parties fluides ou solides. Elles prennent différents noms selon leur siége et leurs causes, nous nous abstiendrons d'en donner la nomenclature.

La médication employée jusqu'à ce jour dans le traitement des maladies lymphatiques, n'a eu que fort rarement des résultats avantageux. L'électricité galvanique présente encore ici un moyen presque infaillible de guérison, non seulement parce qu'elle opère la résolution des tumeurs abdominales, cervicales, des goîtres, etc., mais parce qu'elle est également un puissant spécifique dans tous les engorgements quels qu'en soient les causes et le siége. Si les ganglions ont été engorgés sous l'influence d'un principe constitutionnel, syphilitique, strumeux ou dartreux, l'action des *courants électriques réunis* et saturés au besoin de certaines substances, produira nécessairement la résolution de la tumeur.

La raison de cette influence puissante du galvanisme, sur ce genre de maladies, est facile à expliquer, si l'on se rappelle de quelle manière il agit sur les organes. En dirigeant les courants électriques de façon qu'ils se recomposent sur l'organe malade ou la tumeur, on comprendra qu'ils doivent y déterminer une grande activité et aider par là, peu à peu, à la résolution de la tumeur et à sa résorption.

Hernies.

On donne ce nom à une tumeur produite par la chûte ou le déplacement de quelques-unes des parties *molles et flottantes* qui sont contenues dans la capacité du bas-ventre. Elles portent différents noms relatifs à la partie ou aux parties qui servent à les former ; les unes sont plus communes chez les hommes, les autres chez les femmes. La plus petite de ces descentes, si elle n'est pas contenue et qu'elle vienne à s'étrangler, peut occasionner la mort.

L'application d'un bandage convenable est le seul moyen sur lequel on ait pu compter jusqu'ici, non pour guérir les hernies, mais pour paralyser leurs suites funestes. — C'est encore cette *électricité combinée* qui, dans ces différents cas, supplée à l'insuffisance de l'art, et qui, employée convenablement, opère sur le prolongement du péritoine une contraction salutaire qui le fait rentrer, le plus souvent, en fort peu de temps (1) dans son état normal, et par conséquent fait disparaître la descente qui constitue l'hernie.

Maladies contagieuses.

Peste, Choléra, Petite Vérole, Fièvre.

La peste et le choléra, ces deux fléaux terribles, qui passent de temps en temps sur les générations humaines et les déciment sans défense, puis se retirent après avoir déconcerté la science des savants, sont causés par des animalcules microscopiques qui ont pris naissance dans les grands marais de l'Orient, et qui, transportés et répandus par les courants d'air, se développent et se reproduisent sous des conditions spéciales (2). Les œufs de ces

---

(1) Nous avons guéri un grand nombre d'hernies, chez les hommes surtout, plusieurs n'ont exigé que 10 à 12 galvanisations pour leur complète guérison.

(2) C'est l'opinion du vénérable Raspail que je partage entièrement.

animalcules s'implantent ou dans les tissus cellulaires ou dans le tube digestif. Le sang et tous les liquides du corps sont brusquement attirés dans les petits vaisseaux des intestins par l'invasion d'une quantité innombrable de ces parasites qui engendrent avec une rapidité effrayante les désordres que nous présentent ces terribles maladies. Aucun spécifique n'a été trouvé jusqu'ici pour les combattre ; les seules médications qui aient eu quelque succès dans leur traitement, sont celles qui ont eu pour but de détruire la cause animée, et prévenir la coagulation du sang.

Or, les propriétés déjà signalées de l'électricité galvanique me donnent la conviction intime qu'elle est aussi le moyen le plus énergique pour combattre ces fléaux, attendu qu'il n'existe aucun remède qui, comme elle, ait le pouvoir de rétablir aussi instantanément la circulation du sang.

Dans ces cas, que nous n'avons heureusement pas encore eu occasion d'expérimenter, l'action du courant négatif du fluide électrique combiné, détruira instantanément et l'inflammation et les œufs des animalcules, et lorsque les bubons produits par leurs piqûres se trouvent déjà formés, il les dissipera et les cautérisera. Enfin tous les désordres produits dans l'organisation cesseront, et la chaleur normale des surfaces et leur coloration ne tarderont pas à reparaître.

La petite vérole est devenue heureusement plus rare depuis que les gouvernements ont rendu la vaccination obligatoire. Les divers caractères de cette maladie sont l'alternative de chaud et de froid qu'éprouvent ceux qui en sont atteints, les pustules qui sortent par tout le corps, la vitesse étonnante du pouls pendant la fièvre de suppuration. Ceci prouve, selon nous, que l'équilibre de l'électricité du corps est rompu et qu'il est saturé d'une trop grande quantité de feu électrique. Or, dans ce cas, il s'agit de soutirer du corps malade ce trop plein, en l'électrisant *négativement*. On obtiendra par ce moyen que l'humeur variolique se porte vers la peau et empêche le virus de repasser dans le sang. Si on se rappelle les propriétés de l'électricité, accélérant le mouvement des fluides, augmentant la transpiration et l'évaporation, on comprendra qu'elle accélérera, dans ce cas, la sortie des boutons, leur accroissement, leur suppuration, leur maturité et leur exsiccation; qu'elle empêchera en même temps le pus de séjourner dans les boutons, de ronger et de laisser des cicatrices et des creux profonds; qu'elle détruira l'engorgement et préviendra l'épaississement inflammatoire du sang.

C'est par le même procédé qu'on triomphe également de la rougeole, de la fièvre scarlatine et de tant d'autres affections de ce genre.

Aliénation mentale, Folie, ETC.

La cause matérielle de ces maladies qui réside ou dans le cerveau, ou dans les organes des sens, est une disposition vicieuse, extraordinaire, anormale des fibres nerveuses, qui dénature complètement les idées et le jugement.

Pour peu que l'on réfléchisse aux causes de ces tristes maladies, à leurs symptômes et qu'on se rappelle les effets de l'électricité dans les maladies inflammatoires, on se convaincra qu'elles dépendent en général d'une surabondance de fluide électrique.

Cette surabondance est le résultat de l'état anormal du cerveau, danslequel, comme nous l'avons dit, se produit l'électricité du corps.

Celle-ci n'étant pas, dans ces cas, répandue en quantité suffisante dans les autres parties de l'organisme, ainsi que cela a lieu dans l'état normal, il s'en suit que le fluide s'accumule et se concentre outre mesure dans le cerveau et entretient par là les perturbations occasionnées par une cause morale ou physique.

Or, le moyen le plus sûr, le plus rationnel, pour absorber cet excès de fluide positif, dans les diverses espèces d'aliénations mentales (la mélancolie, la manie, la démence, l'idiotisme, etc.), c'est d'électriser le malade deux et trois fois par jour par le courant négatif, le long de la colonne vertébrale, l'on verra alors le cerveau reprendre peu à peu ses fonctions normales. Quel que soit le degré de folie de celui qu'on actionne, l'opération ne présente ni difficulté, ni danger; car, l'introduction d'un courant électrique isolé ne produit pas la moindre sensation sur le malade, il ne peut donc être question d'ébranlement de cerveau, comme cela arrive en effet souvent lorsqu'on emploie tout autre appareil électrique.

Le galvanisme a déjà rendu d'immenses services dans le traitement de ces maladies ; ainsi dans un seul établissement d'aliénés, fondé à Aversa, en Sicile, plusieurs centaines de personnes ont été guéries de la folie par son application.

Il faut espérer, dans l'intérêt de l'humanité, que bientôt ma méthode sera mise en usage dans tous les établissements où sont renfermés les malheureux atteints de ces tristes maladies.

Impuissance, Stérilité, Satyriasis, Nymphomanie (*Hystérie*), Anaphrodisie.

L'électricité produite par mes appareils a également dans ces maladies des vertus inappréciables.

L'un des fluides donne de la vigueur et du ressort aux organes ; l'autre produit le calme dans les sens ; réunis, ces fluides ont la propriété de détruire la stérilité chez les femmes, et leur procure une heureuse fécondité, quelquefois même après de longues années de mariage.

Ces derniers effets surprendront moins ceux de nos lecteurs qui savent que des œufs de poules et d'insectes électrisés commencent à éclore avant d'autres œufs non électrisés, que le même phénomène se produit sur des semences et des graines qui, électrisées, lèvent plus promptement et en plus grand nombre.

En un mot, *l'électricité*, tantôt *négative*, tantôt *positive*, produit des effets excellents dans les différents cas et dans les différentes affections que nous venons de signaler, mais son application dans leur traitement exige la plus grande circonspection.

Maladies diverses.

Outre les maladies et les affections que nous venons de signaler, et dont la guérison s'opère par le galvanisme et les *deux agents* que développe le *Triple-Électro-Galvanique*, nous devons mentionner que nous avons également obtenu des résultats étonnants dans le traitement des *maladies du cœur et du foie*, des différents genres d'*hydropisie*, de la *syphilis*, des *flueurs blanches*, la *danse de Saint-Guy*, dans les *déviations de la colonne vertébrale* (1), les *maux*

(1) Dans un cas de cette nature, que nous avons encore en traitement, et dans lequel la déviation était de trois pouces, nous avons déjà obtenu un redressement

de dents, quelles qu'en soient les causes, et contre les vers *intestinaux*. Il n'y a, en un mot, presque pas de maux dont l'espèce humaine est atteinte, qu'on ne parvienne à guérir, ou du moins à calmer sensiblement par ce nouveau système curatif.

Ainsi rien n'est plus propre à procurer le calme et la tranquillité à ceux qui sont victimes des désordres que les passions violentes portent dans l'économie animale, que l'électricité négative ; elle diminue cette tension nuisible du système nerveux causée par les agitations de l'âme. En attaquant le physique, elle affaiblit et calme le moral, car personne n'ignore combien est étroite la dépendance réciproque de l'esprit et du corps.

Cette universalité de succès, je crois devoir le répéter une dernière fois, est due non seulement aux propriétés particulières des deux courants dont se compose l'électricité, mais notamment à la facilité de pouvoir les donner séparément, selon l'urgence du cas, et de rétablir, par ce moyen, l'harmonie préexistante.

Observations dans l'intérêt des malades et des personnes qui sont en bonne santé.

Le mouvement naturel des parties organiques, le frottement réciproque des solides et des fluides ont tant de rapports avec la cause de l'électricité propre au corps animal, qu'ils produisent et augmentent ce fluide merveilleux qui joue un si grand rôle dans l'économie du corps humain. Il est donc nécessaire que ceux en qui le fluide électrique abonde se donnent moins de mouvement, et que ceux qui éprouvent une disposition contraire, usent d'un régime différent.

Les sécrétions et les excrétions dépendent beaucoup de l'état de l'électricité, car si le fluide électrique est dans un juste équilibre, ces fonctions s'exerceront avec régularité ; mais s'il est dans une proportion trop petite ou trop grande, elles seront dérangées, et

---

de deux pouces. Outre cela, l'ossification qui, chez la jeune personne de 17 ans que cela concerne, avait été imparfaite depuis son enfance, parce qu'il y manquait l'élément calcaire, il s'est opéré un affermissement extraordinaire dans tous les os que nous attribuons autant au galvanisme qu'à l'introduction de l'élément qui faisait défaut.

de ce trouble, qui augmente successivement, résulteront diverses maladies. L'électricité positive ou négative, en produisant une augmentation ou une diminution de fluide dans le corps humain, détruira le défaut ou la surabondance qui étaient la cause immédiate du mal et sera par conséquent un moyen efficace de rendre aux fibres des organes ce degré de tension si nécessaire pour la perfection de la santé.

Or, d'après ces données, il deviendra désormais facile à chacun de reconnaître quel est le genre d'électricité dont il peut avoir besoin pour conserver le mouvement régulier de cette frêle machine appelée corps humain.

Je terminerai ces observations par un précepte important que prescrit encore l'hygiène électrique, mais qui sera fort rarement suivi et toujours subordonné à d'autres considérations.

Lorsqu'il s'agit de former ces liens de la nature, sans lesquels la société ne pourrait se perpétuer, on doit porter une attention toute particulière aux qualités électriques des tempéraments.

Deux individus, en qui le fluide électrique surabonde, jouiront d'une santé moins parfaite que si la constitution de l'un des deux était faible. Il en est de même de deux tempéraments trop peu électriques, comparés à deux autres qui ont une vertu électrique inégale, parce qu'il est nécessaire que le défaut de l'un soit détruit par l'excès de l'autre : la juste compensation qui se fait dans ce dernier cas, même par la simple cohabitation, combat sans cesse le vice radical du tempérament.

Indépendamment de la santé que les individus acquerreront réciproquement par ce rayonnement électrique des tempéraments opposés, la société y gagnera une population plus vigoureuse, ainsi que l'observation le confirme chaque jour aux yeux du philosophe qui épie la nature, toujours admirable, jusque dans ses moindres œuvres.

QUELQUES OBSERVATIONS SUR LES LETTRES ODIQUES-MAGNÉTIQUES de M. de Reichenbach.

Je me suis réservé, dans une note (page 7), de faire quelques courtes observations sur les phénomènes intéressants dont nous entretient M. de Reichenbach, et qui sont en grande partie dus à sa profonde érudition.

Nous n'avons toutefois pas l'intention d'entrer dans une discussion méthaphysique, médicale et spiritualiste sur ces phénomènes, comme l'a fait M. Cahagnet en publiant les lettres de ce savant chimiste, le cadre assigné à cet écrit ne nous le permettrait d'ailleurs pas. Nous nous bornerons à une comparaison des phénomènes mentionnés, avec ceux que nous présente l'électricité, afin que le lecteur soit lui-même en état de porter un jugement dans cette matière.

Observons d'abord que les phénomènes que M. de Reichenbach attribue à un dynamique qu'il appelle **Od**, ne sont vus, ressentis ou appréciés que par des personnes d'un certain état nerveux que l'auteur appelle des *sensitifs* ; or, il faut avant tout savoir, pour pouvoir juger, de quelle nature sont ces sensitifs, attendu que M. de Reichenbach ne nous le dit pas. Les personnes, plus ou moins nerveuses, qui possèdent un grand excès de fluide électrique positif, chez lesquelles, en un mot, l'équilibre des deux fluides est rompu, sont dans les dispositions que M. de Reichenbach qualifie de sensitif. Ce sensitivisme est donc plutôt une maladie qu'une propriété.

Voici les principaux phénomènes dont il est question :

« Une contrariété que les sensitifs éprouvent lorsqu'on leur retient la main qu'ils vous ont donnée, contrariété qui se manifeste encore dans une foule d'autres cas, sans que les personnes qui les ressentent puissent s'en expliquer la cause.

« Dans les sensations qu'ils éprouvent en approchant le plat de la main d'un cristal de roche ou de spath, de la pointe desquels il leur vient un souffle frais, et de la partie inférieure quelque chose de chaud ; la première causant une sensation agréable, la seconde, par contre, de la répugnance.

« Que plaçant ensuite les pierres dans une obscurité complète, elles leur apparaissent pénétrées d'outre en outre, d'une fine lumière, de couleur bleue, rouge et jaune, mais polairement opposées l'une à l'autre.

« Que ces mêmes phénomènes se reproduisent avec un aimant placé sur le coin d'une table, et que lorsqu'on le met debout dans le sens vertical, le pôle sud en haut, ils voient s'en dégager une flamme lumineuse, ardente, fumante et jetant, vers le pôle nord, des étincelles bleues, et vers le pôle sud, jaune-rouge.

« Que mettant deux tubes de verre remplis de la même eau, l'un dans la lumière polaire, repoussée, et l'autre dans celle qui aura passé à travers des feuilles de verre, les sensitifs trouveront la première fraîche et acidulée, la seconde tiède et légèrement amère.

« Que ces mêmes phénomènes se produisent encore en plaçant les tubes dans la lumière de la lune, mais polairement inverse.

« Que des pots de fleurs, des chats, des oiseaux, des papillons deviendront (toujours dans une obscurité complète), après quelques heures, perceptibles aux sensitifs et peu à peu distincts et lumineux.

« Que les sensitifs distingueront les personnes présentes, devenant également lumineuses, et dont le côté droit leur apparaît d'un feu bleuâtre, tandis que le gauche luit d'une couleur rouge-jaune.

« Que battant fortement un gâteau de résine avec la queue d'un renard, le sensitif y voit monter une lueur lectrante, semblable à la flamme, d'un demi-mètre de hauteur ; — que la queue même ressemble à un cylindre d'une luisante blancheur.

« Que tous les métaux sont plus ou moins luisants, mais de couleurs différentes ; que c'est aussi le cas de toutes les pierres.

« Qu'en débouchant une bouteille de vin de Champagne, on verra, depuis l'orifice de la bouteille, perpendiculairement, une colonne lumineuse monter avec une vitesse proportionnée à la tension de la substance, que les mêmes effets se reproduisent lorsqu'on ôte le bouchon d'une bouteille d'éther, d'alcool, d'esprit acétique, de sulfure de carbonne, d'ammoniaque caustique, etc.

« Enfin que tout est lumière, tout, tout !

« Que cette substance (que M. de Reichenbach appelle *Od*, et à laquelle il attribue tous ces phénomènes), est un dynamique irrégulièrement partagé, répandu partout, comme le sont le calorique, l'électricité, l'affinité, la pesanteur ; qu'elle pénètre et remplit tout l'univers du plus petit au plus grand.

« Que, par exemple, lorsque deux hommes sont placés l'un près de l'autre, sur le côté, ils dégagent réciproquement de leur Od l'un sur l'autre ; celui qui est à droite reçoit de celui qui est à gauche de l'od positif ; celui de la droite gagne ainsi autant en négative que celui de la gauche en perd. D'un autre côté, celui de la gauche gagne autant en positive que celui de la droite en dégage sur lui.

« Qu'outre la faculté des sensitifs, de voir et de ressentir ces phénomènes, il s'en trouve beaucoup qui possèdent la propriété de ressentir les sources d'eau ; qu'ils peuvent aussi indiquer avec précision la position sous terre d'un évent de minerai, de plombagine, de cuivre jaune, d'argent ; que d'autres indiqueront les évents de couches houillères, etc., faisant attention à la sensation que produisent ordinairement sur eux ces différentes substances.

« Que la merveille, ainsi dévoilée, n'est autre chose qu'une influence physique des dynamiques de l'od sur le système nerveux de l'homme, sur lequel il agit comme un sens obscur, dont on est hors d'état de pouvoir donner l'explication. »

Nous ne mettons nullement en doute que les sensitifs de M. de Reichenbach voient et ressentent tous ces phénomènes, car il est bien certain que l'irritabilité des personnes très nerveuses ou malades des nerfs, se porte en plus grande quantité sur la rétine, et que l'œil devient par là susceptible d'apercevoir les objets microscopiques, et cela à un tel point, que les ténèbres les plus obscurs conservent pour eux encore assez de lumière pour qu'ils puissent, en rassemblant une quantité suffisante de rayons, distinguer les formes des différents corps et déterminer leurs rapports. Mais ces mêmes personnes qui, dans l'obscurité, disent voir les pôles du corps humain éclairés d'une vapeur lumineuse, ne voient pas toujours du feu, et ce n'est souvent que l'impression que les objets produisent sur les organes de la vue, et que les sensitifs ne peuvent exprimer autrement que par le mot lumière. Les impressions qui se produisent dans ces circonstances sur eux, ne doivent donc point être considérées indistinctement comme une réalité; n'étant souvent que l'expression d'une idée approchant de l'effet qu'ils éprouvent.

Or, tous ces phénomènes peuvent parfaitement bien s'expliquer de cette manière. Mais nous voulons les admettre, non comme une idée des sensitifs, mais comme une réalité.

Il s'agit dès lors d'examiner si les phénomènes précités, sont en effet le résultat de l'Od de M. de Reichenbach, agissant comme principe universel, ou s'ils ne doivent pas être rangés et subordonnés à ceux que nous présente un dynamique déjà connu, c'est-à-dire l'électricité.

Pour que le lecteur puisse se rendre compte si l'Od de M. de Reichenbach et l'électricité sont deux principes différents, produisant des effets semblables, ou si l'un de ces dynamiques ne doit pas être considéré comme faisant partie de l'autre, il suffit de rappeler, sommairement, les propriétés de l'électricité que nous avons signalées, à savoir :

Que le fluide électrique est de nature matérielle et lumineuse.

Que l'un des deux fluides dont se compose l'électricité, produit une aigrette lumineuse, de couleur bleuâtre; que la seconde se manifeste par un point lumineux rougeâtre; que le premier produit sur le corps humain une sensation de fraîcheur, l'autre au contraire une certaine chaleur.

Que les deux courants électriques ont des propriétés tout à fait distinctes; le pôle positif contenant le principe dissolvant, et le fluide négatif le principe reconstituant; que le premier est plus fortifiant, le second plus calmant.

Que l'électricité est le principe de feu invisible à nos yeux qui remplit tout l'univers.

Que le contact des deux fluides allume l'alcool, la poudre à canon, fond les métaux, etc.

Que, plus subtil que la lumière, le feu électrique rayonne en tous sens.

Que ce fluide est susceptible de propager et de communiquer toutes les impressions du mouvement.

Que l'électricité élémentaire traverse l'espace avec la rapidité de plus de cent dix mille lieues par seconde, et n'est arrêtée dans sa marche que par des corps non conducteurs; que l'électricité du corps humain, pour laquelle il n'existe pas de corps isolant, parcourt dans le même temps des millions de lieues.

Qu'elle tient le milieu entre les substances matérielles et les substances spirituelles; que n'étant pas altérable, elle diffère en ce point de la matière brute; que n'ayant pas d'intelligence, elle ne peut être assimilée aux substances spirituelles, etc.

Qu'elle est le principe de vie dans l'homme, dans les animaux et dans les végétaux.

Qu'elle se modifie par tous les milieux qu'elle traverse.

Qu'il est probable que les deux fluides électriques font partie de la matière élémentaire que le Créateur employa pour la formation de tous les êtres, matière en mouvement qui constitue la fluidité, comme le repos de la matière fait la solidité.

Qu'il est également probable que l'électricité participe des deux grands courants de l'univers, l'un contenant le principe de la combinaison, l'autre opérant la dissolution.

Après avoir ainsi passé en revue les différentes propriétés de l'électricité, je crois qu'il est impossible que le lecteur, s'il a attentivement comparé les phénomènes de cette puissance mystérieuse avec ceux attribués à l'Od par M. de Reichenbach, ne trouve pas que les derniers ne peuvent être que des apparitions secondaires de la première, c'est-à-dire de l'électricité, comme principe de feu.

Pour aider davantage le lecteur dans ces appréciations et ces déductions, nous citerons un passage des lettres de l'auteur.

« En somme (dit-il page 17), que sont les apparitions décrites ? Si vous désirez le savoir absolument, vous me forcez d'avouer que je ne le sais pas moi-même. J'ai devant moi les manifestations d'un dynamique qu'il m'est impossible d'enregistrer parmi ceux qui nous sont connus. Si je ne fais erreur dans mon jugement sur les faits acquis, cela prendra le milieu entre le magnétisme, l'électricité et le calorique; mais cela ne peut être identifié avec aucun des trois, et dans cette perplexité, je l'ai, en attendant, désigné (nommé) *od*, dont je vous donnerai l'étymologie une autre fois. »

Nous nous bornerons à ajouter, à cet aveu du savant chimiste, que, dans la citation desdits phénomènes, page 38, il nous parle d'Od positif et d'Od négatif, et cependant il n'a nulle part désigné cette substance comme un corps double, c'est-à-dire comme le résultat de deux fluides ; ensuite il nous dit qu'un courant d'Od peut être intercepté par une simple feuille de papier, sans que les deux moitiés semblent se rejoindre.

Si l'Od, selon M. de Reichenbach, est réellement un principe universel et spirituel qui doit être placé au-dessus de tous les dynamiques, de toutes les puissances, comme il le dit ailleurs, comment se fait-il qu'il soit soumis aux mêmes lois qui régissent l'électricité élémentaire, que son Od n'ait pas même la propriété de l'électricité du corps humain, qui traverse tout ?

Il résulte, selon moi, de ces comparaisons et observations :

Que les phénomènes attribués par M. de Reichenbach à l'Od ne sont autre chose que des apparitions dynamistiques qui émanent d'une source commune, c'est-à-dire de l'électricité, de ce principe de feu, de lumière, de mouvement, de vie, de création, de régénération et de destruction ; de ce feu invisible qui remplit l'univers, et qui sans être ni matière ni esprit, est pourtant ce qui constitue la nature animale, végétale et minérale, à un tel point que si elle pouvait être anéantie, il en résulterait forcément l'anéantissement de l'univers.

EM[l]. REBOLD.

TABLE DES MATIÈRES.

www.ingramcontent.com/pod-product-compliance
Ingram Content Group UK Ltd.
Pitfield, Milton Keynes, MK11 3LW, UK
UKHW032007260826
14628UKWH00005B/2324

9 782014 088885